L'ACTION

DES

DOSES INFINITÉSIMALES

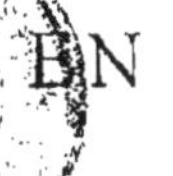

EN MÉDECINE

A PROPOS DES

EXPÉRIENCES RÉCENTES DU Dr LUYS

PAR

LE Dr HENRI PERRUSSEL

OFFICIER D'ACADÉMIE

Médecin du Ministère des Finances.

PARIS :

PHARMACIE CENTRALE HOMŒOPATHIQUE

17, rue du Helder.

LONDRES :

HOMŒOPATHIC PUBLISHING COMPANY

12, Warwick Lane E. C.

L'ACTION

DES

DOSES INFINITÉSIMALES

EN MÉDECINE

A PROPOS DES

EXPÉRIENCES RÉCENTES DU Dr LUYS

PAR

LE Dr HENRI PERRUSSEL

OFFICIER D'ACADÉMIE

Médecin du Ministère des Finances.

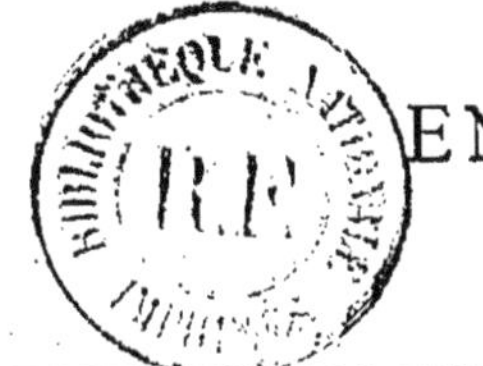

PARIS :

PHARMACIE CENTRALE HOMŒOPATHIQUE

17, rue du Helder.

———

LONDRES :

HOMŒOPATHIC PUBLISHING COMPANY

12, Warwick Lane E. C.

L'ACTION

DES

DOSES INFINITÉSIMALES

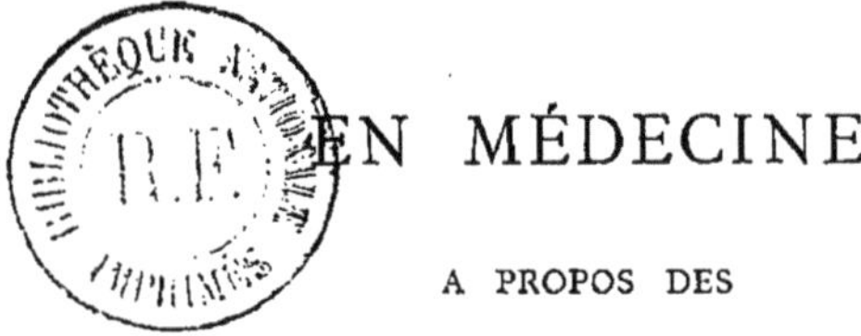

EN MÉDECINE

A PROPOS DES

EXPÉRIENCES RÉCENTES DU Dr LUYS

———

IL faut bien le reconnaître, et quelle que puisse être l'opinion de certains esprits chagrins ou prévenus qui ont, du reste, la prétention de se croire très forts, l'art médical, grâce au progrès sans cesse croissant de toutes les sciences, subit une transformation complète ; les deux branches les plus importantes de la médecine, la physiologie et la thérapeutique, sont en pleine voie de régénération.

Au commencement du siècle la physiologie était au sortir de l'enfance : les principaux phénomènes de notre admirable machine humaine étaient à peine connus, le rôle joué par chaque sécrétion était encore plus que douteux, et l'on ne savait presque rien du système nerveux et de ses nombreuses maladies.

En thérapeutique, c'était à peu près la même chose : les propriétés réelles de la plupart des substances étaient inconnues, le plus grand désarroi régnait dans l'administration des médicaments qu'encombrait une polypharmacie grossière, où se trouvaient réunis les remèdes les plus divers, les plus opposés d'action, préparations souvent nauséabondes, que les pauvres malades n'avaient pas toujours le courage de prendre.

Que tout cela est changé ! Des savants, des esprits doués d'initiative, des chercheurs, ont élucidé la plupart des phénomènes du système nerveux, donnant ainsi l'explication du plus grand nombre des maladies restées inexpliquées jusqu'à ces derniers temps ; d'autres enfin n'ont pas craint de porter la pioche dans ce terrain resté inculte de la thérapeutique et de la polypharmacie pour y faire germer le bon grain, c'est-à-dire dépouiller la matière médicale de tout ce fatras de substances hétérogènes, le plus souvent nuisibles, pour les remplacer par des préparations plus simples, plus homogènes, mieux connues, données en moins grande quantité et sous des formes plus agréables.

Quel progrès quand on songe que tout cela a été fait en si peu de temps!

Aujourd'hui que les esprits les plus instruits savent bien que la science est loin d'avoir dit son dernier mot, que bien des questions sont à l'état d'études, que quelques-unes restent encore incompréhensibles, on ne craint plus de se lancer en avant, d'innover, de sortir des sentiers battus; aussi sommes-nous loin des anathèmes lancés contre les premiers innovateurs, auxquels nous devons une si grande reconnaissance pour avoir la plupart planté le premier jalon de toutes les splendides découvertes qui se succèdent de nos jours.

A la fin du siècle dernier, on traitait Mesmer d'imposteur et de charlatan, parce qu'il osait inaugurer cette nouvelle science du magnétisme animal à l'aide duquel il produisait des phénomènes surprenants, des guérisons inespérées, que l'on ne comprenait pas, et dont on ne trouvait pas l'explication dans des faits d'un ordre purement matériel; et cet ostracisme a duré jusqu'à nos jours, car combien y a-t-il encore de médecins se disant pourtant sérieux et désireux de s'instruire qui nient le magnétisme, le plus souvent sans en avoir fait une étude approfondie!

Et voilà que, sous le nom d'*hypnotisme*, de *suggestion*, le professeur Charcot fait à la Salpétrière les admirables leçons, les expériences étonnantes qui ont le don de soulever l'enthousiasme et la curiosité de ses auditeurs !

Plus tard, on traitait d'insensé, de visionnaire, le docteur Samuel Hahnemann parce qu'il prétendait que, la matière étant divisible à l'infini, il était plus conforme à la saine raison de ne pas bourrer (qu'on me passe le mot) les malades de médicaments à actions le plus souvent inconnues ou mal définies, qu'il était plus rationnel de les administrer suivant certaines lois, et qu'après tout l'on devait chercher à guérir avec la plus petite dose possible de médicament, pour ne profiter que de l'action médicamenteuse, sans avoir à redouter une action toxique ou simplement perturbatrice. Et voilà que le docteur Luys, médecin de l'hôpital de la Charité, vient de lire à la tribune de l'Académie de médecine une série d'expériences dont la portée est telle que les membres de l'Académie n'ont pas osé donner leur opinion sans avoir contrôlé, par eux-mêmes, les faits graves et extraordinaires rapportés par le savant médecin !

En quoi consistent ces expériences ?

Les sujets étant hypnotisés, on a pu, à l'aide de substances placées dans un tube de verre que l'on applique simplement sur la peau, produire des impressions diverses, des symptômes de toutes sortes, des alternatives de calme et de colère, de joie et de chagrin, des simulacres de vol et d'assassinat, de pillage, etc.; les expériences ont porté sur cent substances différentes environ, et, chose assez bizarre, les phénomènes étaient tout autres selon que le tube renfermant le médicament était placé à droite ou à gauche du corps : c'est en général à la nuque que se fait l'application.

Il résulte donc de ces faits qu'à l'aide de substances qui agissent en quelque sorte d'une façon *occulte*, puisqu'on ne peut déterminer aucune action physique et chimique, il se produit chez les hypnotisés des bouleversements profonds dans les grands rouages de l'organisme : suspension des mouvements respiratoires, congestion des centres nerveux, troubles dans l'innervation et la circulation, en un mot, réactions tellement intenses, quoique purement dynamiques, qu'elles peuvent déterminer la mort.

Eh bien, n'est-ce pas là une action infinitésimale indéniable, et dépassant tout ce que l'on pouvait rêver, puisque non seulement aucune dose n'a été absorbée, mais que son action se produit à distance, à travers un morceau de verre ?

Et cependant ces expériences, toutes surprenantes qu'elles sont, ne semblent que toutes naturelles pour tous ceux qui ont la croyance dans l'action des doses impondérables ou infinitésimales.

Enfin, plus près de nous, que n'a-t-on pas dit de Raspail,

ce grand chimiste, quand il a voulu démontrer qu'un grand nombre de maladies reconnaissaient pour cause la présence des microbes ? Et voilà que Pasteur, par ses admirables travaux, vient nous donner les mêmes résultats, et nous prouver que les plus terribles maladies sont encore produites par des infiniment petits.

Il ne faut donc pas nier les choses parce qu'on ne les comprend pas. *Où en serions-nous*, disait l'illustre Arago, *si nous nous mettions à nier tout ce que nous ne pouvons pas expliquer !*

Tout, dans la nature, a sa raison d'être : il faut laisser au temps, à l'expérience, le soin de démontrer le pourquoi et le comment de chaque chose.

Toutefois il nous a paru intéressant de réunir en quelques pages les principaux faits qui se rattachent à cette importante question qui intéresse à un si haut point toutes les personnes désireuses de s'instruire.

L'application des doses infinitésimales en médecine a conquis depuis longtemps son droit de cité ; ce qui se passe en ce moment ne vient que confirmer les justes appréciations des hommes qui les employaient.

Du reste, nous allons voir qu'autour de nous il y a des milliers de faits qui militent en faveur de cette opinion et que ce sont les infiniment petits qui produisent les infiniment grands.

LES INFINIMENT PETITS

DANS LA NATURE.

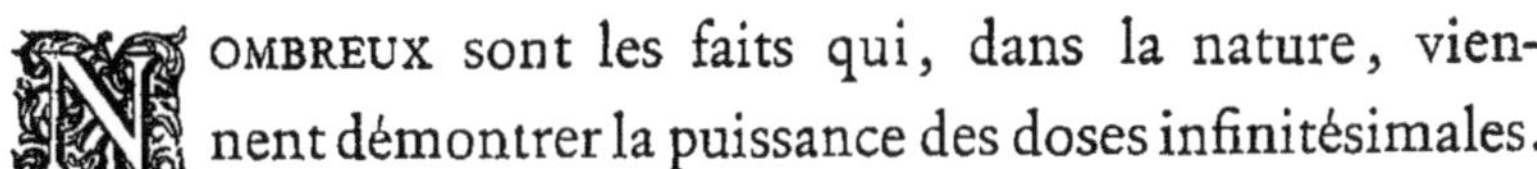

OMBREUX sont les faits qui, dans la nature, viennent démontrer la puissance des doses infinitésimales.

La divisibilité de la matière est si grande, que certains philosophes et grand nombre de physiciens la portent à l'infini.

La valériane produit des convulsions lorsque le chat la rencontre sur son passage.

Les effluves qu'exhalent certaines plantes, comme le mancenillier, peuvent amener la mort.

*

La simple présence de fleurs dans un appartement donne souvent des céphalalgies intenses et des syncopes quelquefois graves.

Un grain d'asa-fœtida, dont l'odeur est si repoussante, s'évapore en 11 millions 781 mille parties odorantes.

Les globules rouges du sang ont *un cent cinquantième de millimètre* de diamètre et contiennent du fer; or, une goutte de sang d'un millimètre cube, contient près d'un million de ces globules; la masse totale du fer dans l'organisme est de six grammes environ qui se trouvent ainsi divisés entre plusieurs milliards de globules.

Lowenhoek prétend qu'un décigramme de cuivre, dissous dans l'acide nitrique étendu d'eau bleuie par de l'ammoniaque, se divise en 50 milliards de parties visibles, et Baruel affirme qu'un décigramme de carmin peut se diviser en 2.600 millions de milliards de parties également visibles.

Cavendish, Gay Lussac, Berthollet, de Humbolt ont fait des analyses de l'air dans tous les milieux, au haut des montagnes, dans le bas des vallées, par tous les vents, à toutes les températures, et partout ils ont trouvé la même constitution de l'air, et bien que l'on sache ce que l'on savait déjà, du reste, du temps d'Hippocrate, que la plupart des épidémies sont produites par une altération de l'air, on n'a jamais rencontré les matériaux nécessaires à expliquer ces phénomènes. Dans l'analyse de l'air des marais, qui déter mine si facilement des accès de fièvre intermittente, qu'a-t-on trouvé ? De l'hydrogène sulfuré, de l'hydrogène carboné, plus une matière que le docteur Gigot-Suard a reconnu comme des fragments de végétaux, des débris d'insectes et d'infusoires qu'il affirme devoir être la matière du miasme paludéen ! De toute façon ce sont là des doses infinitésimales.

Quelle quantité pondérable de germes rubéoliques, varioliques ou scarlatineux a prise la personne qui s'est approchée d'un de ces malades, et qui porte ailleurs l'une ou l'autre de ces affections ? Quel est le poids de l'atome de musc ou d'iodoforme que l'on peut trouver dans l'air, et qui persistera pendant des années ? Aucun, et cependant il existe quelque chose puisque la muqueuse nasale perçoit cette odeur.

Quelle est la dose de fumet laissé par le passage du gibier sur une touffe d'herbes, fumet que votre chien saura bien reconnaître, vous indiquant même souvent si vous avez affaire à un gibier de plumes ou à un gibier de poils, et que vous, chimiste ou micrographe, vous êtes incapable de percevoir ? Donc il existe des instruments plus puissants que tous vos appareils, et la muqueuse nasale du chien est de ce nombre.

Lorsque le professeur Bouchardat eut mis un milligramme d'iodure de mercure dans vingt litres d'eau, et y eut plongé des poissons, il les vit tous mourir en quelques secondes, et cependant le sel métallique existait, par rapport à l'eau, dans la proportion *d'un vingt millionième :* quelle quantité pouvaient-ils avoir absorbée ?

Il est à remarquer, du reste, combien dans la nature les infiniment petits sont plus à redouter que les infiniment grands. Que sont, en effet, les ravages des grands fauves de l'Inde et de l'Amérique, des gigantesques cétacés de l'Océan, en comparaison des travaux des madrépores dont l'agglomération forme ces récifs si nombreux des mers du Sud, de ces infusoires innombrables creusant des cavernes souterraines, élevant des îles du fond de la mer ! Peut-on comparer les désastres causés par l'oïdium, le phylloxera, pour ne parler que de ces infiniment petits spéciaux, à ceux produits par les plus puissants animaux ? Les uns sont difficiles à trouver, à reconnaître, à combattre, car la plupart se dérobent à nos recherches, de telle sorte que l'on ne devine leur présence que par les ravages qu'ils produisent, tandis que les autres sont visibles et accessibles à nos moyens de défense.

LES INFINIMENT PETITS

EN RAPPORT AVEC LE MORAL

NFIN, au point de vue psychologique, n'est-il pas intéressant de voir les plus petites causes produire les plus grands effets.

Combien pèse le chagrin qui ronge et amène la mort? Combien pèse cette puissance indéfinissable, puisée dans une violente passion et qui entraîne celui qui en est l'objet vers les plus grandes actions, qui lui fait exposer sa vie, souvent même, hélas! son honneur? Quel est le poids de l'amitié qui unit deux cœurs, celui de la tendresse d'une mère pour son enfant, de son inquiétude quand il est malade? Et cependant combien ces divers sentiments ne produisent-ils pas de dévouement, d'actes souvent héroïques! Qui n'a vu des mères rester de longs jours et de longues nuits au chevet de leur enfant ou d'un être cher, puisant dans leur affection, dans ce besoin de dévouement inné chez toutes les femmes, la force et l'énergie dont elles seraient incapables dans d'autres circonstances?

LES DOSES INFINITÉSIMALES

ET LA THÉRAPEUTIQUE.

ASSONS maintenant à l'application directe des petites doses en médecine, et voyons ce qu'en pensent quelques auteurs d'une notoriété incontestée.

Hippocrate, le père de la médecine, auquel il faut bien toujours revenir quand on veut trouver une opinion sensée, conseillait déjà l'emploi des doses infinitésimales quand il disait que, pour purger un nourrisson, il fallait donner à la nourrice un purgatif de *Momordica elaterium*.

Cullen affirme que les graines de certaines ombellifères, comme l'anis, données aux nourrices, guérissent les coliques des nourrissons. Tout le monde sait, par contre, que les fruits acides mangés par les nourrices donnent des coliques et purgent un peu les enfants.

De nos jours, on obtient le lait médicinal en faisant manger, aux vaches ou aux chèvres, certaines substances dont le lait se trouve imprégné ; or, au dire des meilleurs chimistes, ce lait ne renferme que des quantités infinitésimales de substances médicamenteuses, puisqu'on ne trouve *rien* ni avec le microscope, ni avec les réactifs chimiques, ce qui n'empêche pas, dit Trousseau, qu'il possède toutes les propriétés du médicament sans offrir les inconvénients qu'on reproche, à si juste raison, aux doses massives.

Boerhaave, dont personne ne récusera l'autorité, avait déjà dit que les médicaments, tout en *conservant leurs vertus*, peuvent être divisés en parties tellement ténues que l'imagination ne peut plus les poursuivre, et que ces particules, inappréciables à nos sens, n'en produisaient pas moins, sur notre organisation, des effets très sensibles.

C'est aux *principes impondérables* seuls, a dit Récamier, que chaque médicament doit sa façon d'agir, sa puissance, son efficacité, chaque médicament étant un conducteur spécial des principes impondérables.

Jourdan, membre de l'Académie de médecine, s'écriait en pleine séance : « Des faits incontestables sont là qui doivent imposer silence au raisonnement et qui démontrent que les *doses les plus minimes* agissent et exercent une action puissante, surprenante même. » Et Cuvier, le grand zoologiste, l'homme qui fut peut-être le plus grand savant du monde : « La matière n'est que dépositaire des forces ; la matière passe, les forces restent. »

Voyons maintenant ce qui se passe pour certains médicaments : l'huile de foie de morue, si employée de nos jours, doit ses principales propriétés à l'iode et au phosphore, et cependant elle n'en contient qu'un millionième par gramme ; l'eau de mer, si active dans certaines diathèses, ne contient que des traces d'iode, de brome, de phosphates, auxquels elle doit ses propriétés thérapeutiques. Qui ne sait aussi que les poussières minérales sont d'autant plus actives et dangereuses, qu'elles ont acquis un plus grand degré de ténuité ?

S'il est une thérapeutique qui ait réellement pris son droit de cité, c'est assurément celle des eaux minérales.

Elles contiennent, pour la plupart, un grand nombre de substances médicamenteuses très diluées, à doses infinitésimales, ce qui ne les empêche pas d'être des plus actives, puisque l'une des plus connues, Luchon, renferme 8 centigr. de sulfure de sodium par litre, soit huit cent millièmes par gramme, ce qui constitue, selon le professeur Bouchardat, « une eau très énergique qui demande à

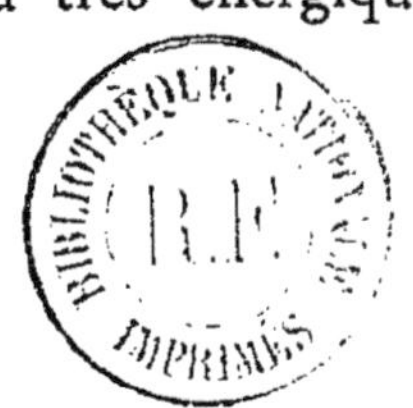

être prise avec modération. » Les eaux chaudes de la source Minvielle, contiennent 0,0000002 de soufre et 0,0000005 de sulfure de sodium par litre, èt cependant elles produisent des cures nombreuses.

Souvent même l'analyse chimique et physique ne décèle rien ; ce sont les eaux que les chimistes ont baptisées du nom d'*acratiques* ou *amétallites :* on en concluait, par conséquent, qu'il n'y avait rien. Mais depuis la découverte de l'analyse spectrale, Bunzen et Kirchoff ont pu déterminer des éléments minéralisateurs souvent très puissants, expliquant parfaitement l'action de toutes ces eaux ; ainsi les eaux de Plombières, sur lesquelles les réactifs chimiques n'avaient aucune prise, contiennent, au contraire, un grand nombre de substances, mais à doses tellement infinitésimales qu'il a fallu des moyens puissants pour les y découvrir. On a pu constater : lithium, neuf millionièmes de milligramme ; sodium, trois millionièmes de milligramme ; calcium, cinq cent millièmes de milligramme ; strontium, six dix millièmes de milligramme, etc. Que dire de ces doses, quand on sait la valeur de ces eaux dans une infinité d'affections rhumatismales et autres ?

Une chose, du reste, très curieuse à observer, est la différence d'action qui existe dans une substance, suivant qu'on l'administre à telle ou telle dose, et aussi suivant la préparation, celle-ci pouvant développer en elle des propriétés nouvelles. Ainsi la rhubarbe purge ou devient tonique suivant les doses; l'émétique est purgatif, vomitif ou contro-stimulant suivant qu'on l'administre à 5, 10 ou 30 centigrammes.

Le mercure, le soufre, la silice, le graphite, etc., sont inertes à l'état massif; mais qu'on les rende solubles, qu'on les broie ou triture suivant certaines indications, et on aura des préparations très actives, douées de propriétés dynamiques très puissantes.

Les substances toxiques, comme l'arsenic, le phosphore, l'iode, etc., qui sont des poisons énergiques, deviennent, à doses infinitésimales, des médicaments héroïques. C'est la constatation de ce fait qui avait fait dire à Claude Bernard : « *Que toute substance, qui, à haute dose, éteint les propriétés d'un élément organique, les excite à petite dose.* »

NÉCESSITÉ DES DOSES INFINITÉSIMALES

EN THÉRAPEUTIQUE.

~~~~~~~

LA puissance qui préside à toutes nos fonctions est la *force vitale,* en vertu de laquelle tous les êtres existent et vivent pendant un certain temps; c'est elle qui régit tout dans l'économie vivante.

Aussi ne faut-il pas voir seulement en nous, ainsi que l'enseigne l'école matérialiste, des phénomènes pouvant s'expliquer par les lois de la physique ou de la chimie, et faire de nos organes de simples creusets. Ici encore, Claude Bernard a démontré expérimentalement, que l'on ne pou-
~~~~~~~

vait assimiler notre économie à une cornue, et a prouvé que tous les phénomènes chimiques et physiques qui se passent au sein de notre organisme, dans la trame la plus profonde de nos tissus, étaient sous la dépendance *des phénomènes vitaux* qu'il faut modifier, si l'on veut modifier, à leur tour, les premiers. Les phénomènes vitaux sont les grands régulateurs par les mains desquels tout doit passer, et l'intervention chimique ou physique ne se fait que par leur intermédiaire.

La force vitale est donc le principe immatériel qui préside aux phénomènes vitaux; or, la maladie n'étant, au début, qu'un désaccord, un trouble survenu dans cette puissance chargée de la haute direction de nos fonctions, c'est elle qu'il faudra viser pour rétablir l'équilibre : la renforcer si elle est affaiblie, l'amoindrir si elle est trop forte.

Pour guérir, il ne faut donc pas s'adresser à tel ou tel organe, ce serait le plus souvent frapper à faux sur des parties innocentes, puisque toutes les affections débutent par un trouble de ces fonctions vitales : au début, lésions de sensation (phénomènes vitaux physiques) dont la fièvre est le signe particulier; puis, lésions de fonctions et de sécrétions (phénomènes vitaux chimiques) qui apparaissent si les premières n'ont pu être enrayées à temps; et enfin, surviennent les lésions de tissus ou de désorganisation, consé-

quence des troubles physico-chimiques, dernière étape de
la maladie.

Aussi est-ce pour cette raison que les médicaments ne
doivent jamais être employés à haute dose, sous peine de
devenir le pavé de l'ours de la fable.

Il faut toujours bien se pénétrer de ce fait que ce n'est
pas la quantité qui agit, mais la juste application ; qu'il faut
donner assez, mais pas trop.

C'est ce qu'a si bien compris l'école hahnemanienne qui
a su préparer des médicaments à des dilutions et des tritu-
rations variées, qui permettent une posologie très étendue
et conforme aux saines études scientifiques et aux progrès
de l'art de guérir. Car cette posologie permet d'employer
les substances dynamisées aux 10ᵉ, 100ᵉ, 1000ᵉ, millionième, et au dessus même, doses bien suffisantes pour
enrayer les maladies les plus graves.

Et, du reste, si l'on a reproché à la doctrine homœopathique, au début, l'emploi des doses infinitésimales, et
celui de substances qui ne faisaient pas partie de l'arsenal
thérapeutique usuel, il faut avouer qu'il s'est produit un
changement complet ; car combien les doses de la médecine
ordinaire ont-elles été réduites, les potions simplifiées ! Ne
voit-on pas dans les officines les plus connues, les granules ou
globules préparés au millième, au demi-millième, au 1/4 de
milligramme même ; et si nous ouvrons un traité de ma-

tière médicale, n'y voyons-nous pas figurer presque tous les médicaments employés par les médecins homœopathes, dont ils ont étudié l'action, la symptomatologie, déterminé l'emploi ? N'est-ce pas grâce à leurs recherches, à leurs travaux constants, que l'*aconit* et le *baptisia* sont appliqués dans les états fébriles, la *bryone* et le *phosphore* dans la pneumonie, la *drosera* dans la coqueluche, l'*hamamelis* dans les affections des vaisseaux, le *gelseminum* dans les maladies nerveuses, le *thuya* et l'*hydrastis canadensis* dans les affections cancéreuses et fibreuses, le *boldo* et le *leptandra virginica* dans les maladies de foie, etc., etc., etc. ? Toutes ces substances sont connues par les travaux de la nouvelle école et sont employées journellement dans la thérapeutique dite « officielle ». Il est donc juste de « rendre à César ce qui est à César ». Disons toutefois que si, dans les mains de praticiens pourtant illustres, elles n'ont pas toujours le même succès que dans les nôtres, c'est qu'ils les emploient à doses trop fortes, trop élevées, sans tenir compte de l'impressionnabilité des divers malades, c'est-à-dire de leur force vitale, et déterminent alors une suraction du médicament qui produit un effet opposé à celui que l'on attend.

C'est surtout dans la médication infantile que l'on constate les heureux effets des doses infinitésimales ; c'est dans le traitement de toutes les nombreuses affections de l'enfance qu'elles ont particulièrement leur raison d'être, alors que des doses massives ne seraient qu’une cause d’irritation ou d’accidents graves pour des organes si délicats, en voie de formation, et que la moindre imprudence pourrait compromettre à tout jamais.

Toutes les mères connaissent la grande susceptibilité de la gorge des enfants. Le moindre refroidissement peut être le point de départ d’une grave maladie : l’angine couenneuse, qui est si commune depuis quelques années, frappe surtout les enfants, et prend des proportions inquiétantes, car elle a, dans ce cas, une grande tendance à envahir le larynx et les voies respiratoires, et c’est alors le croup avec toutes ses complications et tous ses dangers. Eh bien, je ne crains pas de le dire : là, encore, l’école homœopathique a fait faire un pas immense à la thérapeutique de cette maladie en prescrivant des médicaments qu’elle a, seule, étudiés et expérimentés, à savoir : le brome, le cyanure et le chloro-iodure de mercure qui, employés d’après les formules et les prescriptions qu’elle a données, ont rendu tant d’enfants à la tendresse de leurs parents.

Il ne devrait donc plus y avoir cette distinction surannée d’allopathe ou d’homœopathe, chaque médecin ne devant pas avoir de parti pris, et étant, avant tout, désireux de guérir le plus promptement possible, se rappelant cette devise d’Hahnemann que, « *quand il s’agit de l’art de guérir, négliger d’apprendre est un crime!* »

Seules, deux opinions doivent rester en présence : celle des médecins qui attendent beaucoup de la nature et qui l'aident, dans la mesure du possible, par des substances médicamenteuses plus ou moins diluées, et celle des médecins qui, ne voyant que des maladies, c'est-à-dire des organes malades, attendent tout des médicaments à doses massives.

Etant donnés les progrès de la science, il nous semble que le règne de ces derniers n'est plus de longue durée.

Que les praticiens soucieux de la dignité de leur art n'hésitent donc plus, et essayent loyalement; ils n'auront plus à redouter la critique ou le ridicule, puisqu'un maître dans les hôpitaux vient de leur tracer la voie.

FIN.